SOLUTION DU CANCER DU PANCRÉATIQUE POUR LES NOUVELLEMENT DIAGNOSTIQUÉ

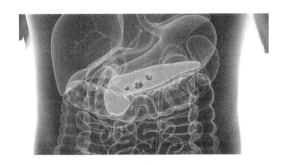

Le Guide Complet Pour Comprendre Causes,Les Symptômes, Le Traitement,La Prévention Et La Gestion De L'adénocarcinome Pancréatique

Dr Racheal A. Fields

TABLE DES MATIÈRES

Dédié à ma belle-sœur, qui a combattu et vaincu le cancer et qui est maintenant guérie du cancer.

MOTS D'ENCOURAGEMENT POUR CEUX QUI SONT OU DONT UN PROCHE LUTTE CONTRE LE CANCER

Vous êtes plus fort que vous ne le pensez. Chaque jour, vous combattez le cancer avec courage et résilience. Face à l'adversité, votre esprit brille et inspire ceux qui vous entourent.

N'oubliez pas que même dans les moments les plus sombres, il y a de l'espoir. Appuyez-vous sur votre système de soutien, chérissez l'amour de votre famille et de vos amis et gardez confiance dans le pouvoir de guérison. Votre détermination et votre positivité sont vos meilleures armes.

Vous avez ça ! Chaque petite victoire est un pas de plus vers la victoire dans la guerre contre le cancer. Continuez à vous battre, continuez à croire et ne perdez jamais de vue l'incroyable force qui est en vous. Votre voyage est peut-être difficile, mais vous êtes plus dur. Le monde est avec vous et vous encourage dans ce chapitre difficile de votre vie.

Nous vous serions éternellement reconnaissants si vous pouviez prendre quelques instants après avoir fini de lire pour nous laisser un avis positif sur Amazon.

Votre critique nous aidera non seulement à atteindre un public plus large, mais elle aidera également nos lecteurs à découvrir la valeur du livre.

Nous savons que votre temps est précieux et nous apprécions donc vraiment votre volonté de partager vos réflexions avec nous. Merci d'avance pour votre aimable avis.

PRÉFACE

Ce guide vise à fournir des informations complètes et accessibles sur le cancer du pancréas, couvrant divers aspects depuis sa compréhension, ses facteurs de risque, ses symptômes, ses options de traitement, jusqu'aux diverses stratégies de gestion de la maladie et d'amélioration de la qualité de vie des patients et de leurs soignants.

Le cancer du pancréas pose des défis uniques en raison de sa nature agressive et de son diagnostic souvent tardif. Comprendre les nuances de cette maladie, depuis les premiers signes jusqu'aux options de traitement, peut avoir un impact significatif sur les soins et les résultats des patients.

Le contenu de ce guide vise à offrir une ressource à la fois concise et informative aux patients, aux soignants et à toute personne cherchant à mieux comprendre le cancer du pancréas. Nous espérons que ce guide sera un compagnon précieux, offrant des conseils et des idées pour naviguer dans les complexités de cette maladie avec connaissances et soutien.

INTRODUCTION

M. Frank, un architecte prospère de 46 ans, a vécu une vie bien remplie avec une carrière florissante, une famille aimante et un groupe d'amis proches. Chaque journée était marquée par ses réalisations architecturales et la chaleur de la camaraderie.

Cependant, il a remarqué des changements subtils - perte de poids et fatigue persistante – qui ont interrompu sa routine par ailleurs parfaite. Soucieux de sa santé, il s'est engagé dans des recherches, en se concentrant spécifiquement sur les signes inquiétants du cancer du pancréas tels que les douleurs abdominales et la jaunisse. Cette quête l'a conduit à cette ressource utile intitulée « SOLUTION DU CANCER DU PANCRÉATIQUE

POUR LES NOUVELLEMENT DIAGNOSTÉ ».

Conscient des implications possibles de ces symptômes, M. Frank a consulté son médecin de famille. Après une série d'examens, le diagnostic de cancer du pancréas a confirmé ses inquiétudes.

Cependant, fort de ses connaissances et de sa résilience, il a reconnu que la détection précoce était une opportunité d'intervention et non une condamnation définitive. À 46 ans, l'âge où les cas de cancer du pancréas augmentent, l'urgence a alimenté sa détermination.

Avec une détermination inébranlable, M. Frank a respecté avec diligence les rendez-vous chez son médecin et a initié les traitements, alliant les conseils médicaux aux idées du guide.

Les journées se confondaient avec des visites à l'hôpital, des discussions avec des spécialistes et des ajustements de son mode de vie conformément aux recommandations du guide. Au fil du temps, la synergie entre l'expertise médicale et les conseils du livre a commencé à donner des résultats prometteurs.

Les mois se sont déroulés comme une bataille difficile où la persévérance est devenue son plus fidèle alliée. Alimenté par une détermination inébranlable et l'intégration des conseils médicaux et des connaissances contenues dans le livre, M. Frank a lentement mais sûrement retrouvé la santé.

Le cancer, autrefois une menace imminente, a commencé à reculer, permettant à la lumière de la vie de briller à nouveau. Dans cette lutte victorieuse contre l'adversité, M. Frank a découvert une nouvelle appréciation de la valeur de la vie et de l'importance essentielle de la santé, de la famille et des amis.

CHAPITRE 1.

INTRODUCTION AU CANCER DU PANCRÉAS

1.1 Aperçu du cancer du pancréas

Le cancer du pancréas est une tumeur maligne qui prend son origine dans les tissus du pancréas, un organe situé derrière l'estomac. Connu pour sa nature agressive, le cancer du pancréas se développe lorsque les cellules du pancréas commencent à se développer de manière incontrôlable, formant des tumeurs. Cette pathologie est difficile à détecter à un stade précoce, ce qui entraîne souvent un diagnostic tardif et des options de traitement limitées.

Le pancréas joue un rôle crucial dans la production d'enzymes pour la digestion et d'hormones, notamment l'insuline, qui régule la glycémie. Le cancer du pancréas peut avoir un impact sur les fonctions digestives et endocriniennes de l'organe, contribuant ainsi à divers symptômes et complications de santé.

Comprendre les causes et les facteurs de risque associés au cancer du pancréas est essentiel. Bien que la cause exacte reste floue, certains facteurs de risque, tels que le tabagisme, les antécédents familiaux, la pancréatite chronique, l'obésité et l'âge, ont été identifiés comme contribuant potentiellement à son développement.

Le diagnostic du cancer du pancréas implique une combinaison de tests d'imagerie, de biopsies et d'autres procédures pour confirmer la présence de tumeurs et déterminer leur stade et leur propagation dans le corps.

Compte tenu de la nature agressive du cancer du pancréas, le traitement implique souvent une approche multidisciplinaire pouvant inclure la chirurgie, la chimiothérapie, la radiothérapie, l'immunothérapie et la thérapie ciblée.

Cependant, le succès du traitement et le pronostic dépendent grandement du stade auquel le cancer est diagnostiqué et de l'état de santé général de l'individu.

Vivre avec un cancer du pancréas pose divers défis aux patients et à leurs soignants, nécessitant de se concentrer sur la gestion des symptômes, le maintien de la qualité de vie et la recherche de soutien tout au long du parcours.

Cet aperçu sert de base à l'exploration complète des différentes facettes du cancer du pancréas, visant à fournir des informations essentielles sur la compréhension, le diagnostic, le traitement et la vie avec cette maladie.

1.2 Structure et fonction normales du pancréas

Le pancréas, un organe vital situé derrière l'estomac, remplit deux fonctions principales dans le corps : exocrine et endocrine.

Fonction exocrine :

La partie exocrine du pancréas produit des enzymes essentielles à la digestion. Ces enzymes aident à décomposer les graisses, les protéines et les glucides dans l'intestin grêle, facilitant ainsi l'absorption des nutriments. Les enzymes pancréatiques, notamment l'amylase, la lipase et les protéases, sont délivrées dans l'intestin grêle via le canal pancréatique.

Fonction endocrinienne :
La fonction endocrinienne implique la production et la sécrétion d'hormones, principalement l'insuline et le glucagon. La fonction cruciale de ces hormones est de contrôler la glycémie. L'insuline aide les cellules à absorber le glucose présent dans le sang, réduisant ainsi le taux de sucre dans le sang, tandis que le glucagon stimule la libération du glucose stocké lorsque le taux de sucre dans le sang chute.

Le pancréas contient des amas de cellules appelées îlots de Langerhans, qui abritent les cellules productrices d'hormones responsables de la fonction endocrinienne. Les cellules alpha des îlots produisent du glucagon, tandis que les cellules bêta produisent de l'insuline.

L'équilibre complexe entre les fonctions exocrines et endocriniennes du pancréas est essentiel au maintien d'une bonne digestion et à la régulation de la glycémie dans le corps. Toute perturbation ou dysfonctionnement de ces fonctions peut entraîner divers problèmes de santé, notamment des maladies pancréatiques comme la pancréatite ou le cancer du pancréas. Comprendre la structure et la fonction normales du pancréas est crucial pour comprendre l'impact et les implications des maladies affectant cet organe vital.

CHAPITRE 2.

COMPRENDRE LE CANCER DU PANCRÉAS

2.1 Causes et facteurs de risque

Causes :

La cause exacte du cancer du pancréas reste incertaine. Cependant, certains facteurs peuvent conduire au développement de cette maladie. On pense que les mutations génétiques, en particulier les altérations de l'ADN des cellules pancréatiques, jouent un rôle important. Ces mutations peuvent inciter les cellules à se développer de manière incontrôlable et à former des tumeurs.

Facteurs de risque:

Plusieurs facteurs de risque peuvent augmenter le risque de développer un cancer du pancréas :

- **Âge** : L'âge avancé est un facteur de risque important. La plupart des cas surviennent chez des personnes de plus de 45 ans, la majorité étant diagnostiquées après 65 ans.

- **Tabagisme** : Le tabagisme est l'un des facteurs de risque modifiables les plus critiques du cancer du pancréas. Les fumeurs courent un risque plus élevé que les non-fumeurs.

- **Antécédents familiaux** : les personnes ayant des antécédents familiaux de cancer du pancréas ou de certains syndromes génétiques présentent un risque accru.

Pancréatite chronique :

- Une inflammation de longue date du pancréas, connue sous le nom de pancréatite chronique, peut augmenter le risque de développer un cancer du pancréas.

- *Obésité* : le surpoids ou l'obésité peuvent contribuer à un risque accru de cancer du pancréas.

- **Diabète** : Il existe un lien observé entre l'apparition d'un diabète et le cancer du pancréas, bien que la nature exacte de cette relation reste à l'étude.

- **Alimentation** : Certains facteurs alimentaires, comme une alimentation riche en viandes rouges ou transformées et une faible consommation de fruits et légumes, peuvent être associés à un risque accru.

Comprendre ces causes et ces facteurs de risque est essentiel pour identifier les personnes susceptibles de présenter un risque plus élevé de cancer du pancréas.

Cependant, il est important de noter que le fait d'avoir un ou plusieurs facteurs de risque ne garantit pas le développement de la maladie, et certaines personnes diagnostiquées avec un cancer du pancréas peuvent ne présenter aucun facteur de risque identifiable.

2.2 Types et classification

Le cancer du pancréas peut être globalement classé en deux types principaux en fonction des cellules où le cancer commence :

Cancer du pancréas exocrine :

Il s'agit du type de cancer du pancréas le plus courant, provenant des cellules exocrines qui produisent des enzymes nécessaires à la digestion. La forme la plus répandue de cancer du pancréas exocrine est l'adénocarcinome, qui représente la majorité des cas.

Cancer endocrine du pancréas (tumeurs neuroendocrines) :

Ces cancers se développent dans les cellules endocriniennes responsables de la production d'hormones. Ce type est moins courant mais comprend divers sous-types de tumeurs neuroendocrines, chacun ayant ses caractéristiques et ses comportements.

Classification par emplacement et répartition :

- **Localisé** : Le cancer se limite au pancréas sans se propager aux organes distants.
- *Localement avancé* : la tumeur peut s'être étendue au-delà du pancréas mais ne s'est pas propagée à des sites distants.
- *Métastatique* : le cancer s'est propagé à des organes ou à des parties du corps distants, souvent au foie, aux poumons ou au péritoine.

2.3 Stades du cancer du pancréas

Le cancer du pancréas est classé pour déterminer l'étendue de la maladie, orienter les décisions de traitement et fournir des informations sur le pronostic. Les étapes sont classées comme suit :

Stade 0 (carcinome in situ) : à ce stade précoce, les cellules cancéreuses sont confinées aux couches supérieures des cellules tapissant les canaux pancréatiques et ne se sont pas propagées aux tissus ou organes environnants.

Stade I et II : Ces stades impliquent un cancer localisé mais avec des degrés variables de propagation dans le pancréas ou vers les tissus et organes voisins. Les tumeurs de stade I sont généralement plus petites et confinées au pancréas, tandis qu'au stade II, le cancer peut avoir grossi et se propager aux structures ou aux ganglions lymphatiques voisins.

Stade III : À ce stade, le cancer s'est généralement propagé au-delà du pancréas, impliquant les vaisseaux sanguins ou les ganglions lymphatiques voisins, mais ne s'est pas encore métastasé vers des organes distants.

Stade IV : Ce stade correspond à la phase la plus avancée et la plus critique du cancer du pancréas, où le cancer s'est largement propagé à des organes distants comme le foie, les poumons ou le péritoine. Elle est considérée comme métastatique et de mauvais pronostic.

La stadification du cancer du pancréas est essentielle pour déterminer les approches thérapeutiques, le pronostic et orienter les discussions entre les patients et les professionnels de la santé concernant la progression de la maladie et ses résultats potentiels.

CHAPITRE 3.

SIGNES, SYMPTÔMES ET DIAGNOSTIC

3.1 Reconnaître les symptômes du cancer du pancréas

Le cancer du pancréas présente souvent peu de symptômes précoces, voire aucun, ce qui le rend difficile à détecter dès ses premiers stades. Cependant, à mesure que la maladie s'aggrave, certains signes et symptômes peuvent se manifester, notamment :

- **Douleur abdominale ou dorsale :** inconfort ou douleur dans l'abdomen ou dans le bas du dos, qui peut s'aggraver en mangeant ou en position couchée.

- *Jaunisse* : Jaunissement de la peau et du blanc des yeux dû au blocage des voies biliaires par la tumeur.

- *Perte de poids inexpliquée* : perte de poids soudaine et inexpliquée malgré des habitudes alimentaires normales.

- *Perte d'appétit :* diminution du désir de nourriture, entraînant une réduction de la consommation et une perte de poids ultérieure.

- *Problèmes digestifs :* Des nausées, des vomissements, des modifications des selles et des difficultés à digérer les aliments peuvent survenir en raison d'un blocage du tube digestif.

- *Diabète d'apparition récente :* certaines personnes peuvent développer un diabète sans cause claire, ce qui pourrait être un indicateur d'un cancer du pancréas.

- *Fatigue* : se sentir fatigué ou faible même avec un repos adéquat peut être un symptôme à mesure que le cancer progresse.

- *Changements de couleur des selles :* Selles claires ou grasses résultant d'un manque d'enzymes pancréatiques atteignant les intestins pour une bonne digestion.

Il est crucial de reconnaître ces signes et symptômes, en particulier pour les personnes présentant un risque plus élevé en raison d'antécédents familiaux, de tabagisme ou d'autres facteurs de risque. Si ces symptômes persistent, il est recommandé de consulter un professionnel de la santé pour une évaluation et un diagnostic appropriés. La détection précoce joue un rôle essentiel dans l'amélioration des résultats du traitement du cancer du pancréas.

3.2 Tests diagnostiques du cancer du pancréas

Le diagnostic du cancer du pancréas implique divers tests pour confirmer la présence de la maladie, déterminer son stade et orienter le traitement approprié. Les procédures de diagnostic comprennent :

Tests d'imagerie :

- **CT Scan :** fournit des images transversales détaillées du pancréas et des organes environnants.

- **IRM** : offre des images détaillées pour évaluer le pancréas, les vaisseaux sanguins et les organes voisins.

- *Échographie endoscopique (EUS)* : combine l'endoscopie et l'échographie pour obtenir des images haute résolution du pancréas et des zones environnantes.

- *Cholangiopancréatographie rétrograde endoscopique (CPRE)* : Permet l'examen des voies pancréatiques et biliaires à l'aide d'un endoscope.

Biopsie:

- *Biopsie endoscopique* : des échantillons de tissus sont prélevés au cours d'une procédure endoscopique pour être examinés au microscope afin de confirmer la présence de cellules cancéreuses.

- **Aspiration à l'aiguille fine (FNA)** : Utilisation d'une fine aiguille pour extraire du tissu ou du liquide du pancréas à des fins d'analyse.

Des analyses de sang:

- **Marqueurs tumoraux** : tests sanguins pour détecter des substances spécifiques associées au cancer du pancréas, telles que le CA 19-9 et le CEA.

Cholangiographie transhépatique percutanée (CTP) :

- Implique l'injection d'un colorant dans le foie pour délimiter les voies biliaires sur les rayons X, aidant ainsi à détecter les blocages

causés   par   les   tumeurs
pancréatiques.

Ces tests de diagnostic jouent un rôle
crucial pour confirmer la présence d'un
cancer du pancréas, déterminer le
stade de la maladie et orienter
l'approche thérapeutique la plus
appropriée. Discuter de ces options
avec un professionnel de la santé est
crucial pour une évaluation et un
diagnostic appropriés.

CHAPITRE 4.

OPTIONS DE TRAITEMENT

4.1 Aperçu des modalités de traitement

Le traitement du cancer du pancréas est complexe et implique souvent une approche multidisciplinaire pour répondre à la nature agressive de la maladie.

Diverses modalités sont utilisées pour gérer le cancer du pancréas, visant à contrôler la progression du cancer et à améliorer la qualité de vie du patient.

Ces modalités de traitement englobent plusieurs approches telles que : Chirurgie, Chimiothérapie,

Radiothérapie, Immunothérapie, Thérapie ciblée.

Le choix de la modalité de traitement ou de la combinaison de modalités dépend de divers facteurs, notamment le stade du cancer, l'état de santé général de l'individu et les caractéristiques spécifiques de la tumeur.

Chaque modalité de traitement comporte son propre ensemble d'avantages et d'effets secondaires potentiels. Un plan de traitement intégré est adapté à chaque patient, impliquant souvent une combinaison de ces approches pour obtenir le meilleur résultat possible.

Comprendre les modalités de traitement disponibles est crucial pour prendre des décisions éclairées et développer une stratégie de traitement complète pour le cancer du pancréas.

4.2 Différents types d'options de traitement pour le cancer du pancréas

Chirurgie:

- **Procédure** : L'intervention chirurgicale consiste à retirer la tumeur et, si nécessaire, des parties du pancréas, des organes voisins ou des tissus touchés par le cancer. Elle peut être potentiellement curative à un stade précoce ou viser à soulager les symptômes et à améliorer la qualité de vie dans les cas avancés.

- **Objectif** : La chirurgie vise à éliminer le cancer ou à réduire sa taille, améliorant ainsi les chances de succès du traitement et offrant potentiellement une chance de survie à long terme.

Chimiothérapie:

- **Procédure** : Administration de médicaments, par voie orale ou intraveineuse, pour tuer les cellules cancéreuses ou ralentir leur croissance. Il peut être utilisé avant ou après une intervention chirurgicale ou comme traitement primaire d'une maladie avancée.

- **Objectif** : La chimiothérapie vise à réduire les tumeurs, à empêcher la propagation du cancer et à tuer les cellules cancéreuses dans tout le corps, dans le but de contrôler la maladie et d'améliorer la qualité de vie.

Radiothérapie:

- **Procédure** : Implique des rayons ou des particules à haute énergie ciblant le site du cancer pour détruire les cellules cancéreuses ou inhiber leur croissance. Il peut être administré de manière externe (rayonnement externe) ou interne via des dispositifs implantés (curiethérapie).

- **Objectif** : La radiothérapie vise à réduire la taille des tumeurs, à soulager les symptômes et à empêcher la récidive ou la propagation du cancer.

Immunothérapie :

- **Procédure** : Les médicaments d'immunothérapie sont utilisés pour stimuler le système immunitaire du corps afin qu'il reconnaisse et attaque spécifiquement les cellules cancéreuses.

- **Objectif** : L'immunothérapie vise à renforcer les défenses naturelles de l'organisme contre le cancer, en aidant le système immunitaire à mieux cibler et détruire les cellules cancéreuses.

Thérapie ciblée :

- **Procédure** : Ce traitement utilise des médicaments qui ciblent spécifiquement certaines molécules ou voies impliquées dans la croissance et la propagation des cellules cancéreuses.

- **Objectif** : La thérapie ciblée vise à interrompre les anomalies spécifiques au sein des cellules cancéreuses, à inhiber leur croissance et à empêcher leur propagation.

Chaque modalité ou combinaison de traitement est choisie en fonction de facteurs tels que le stade du cancer, l'état de santé général de l'individu et les caractéristiques de la tumeur.

Les principaux objectifs de ces traitements sont de contrôler le cancer, de soulager les symptômes, d'améliorer la qualité de vie et potentiellement de prolonger la survie.
Le choix du traitement vise à obtenir le meilleur résultat possible pour la personne atteinte d'un cancer du pancréas.

4.3 Effets secondaires des différentes options de traitement

Chirurgie:

- **Effets secondaires possibles** : Après la chirurgie, les effets secondaires potentiels peuvent inclure des douleurs, des infections, des caillots sanguins, des problèmes digestifs et un risque de diabète si une partie du pancréas est retirée.

Chimiothérapie:

- **Effets secondaires possibles** : Les effets secondaires courants de la chimiothérapie peuvent inclure des nausées, des vomissements, de la fatigue, une perte de cheveux, une diminution du nombre de cellules sanguines (entraînant un risque accru d'infection ou de saignement) et une neuropathie périphérique.

Radiothérapie:

- **Effets secondaires possibles** : Les effets secondaires de la radiothérapie peuvent inclure des modifications cutanées au site de traitement, de la fatigue, des problèmes digestifs et des effets potentiels à long terme sur les tissus et organes environnants.

Immunothérapie :

- **Effets secondaires possibles** : L'immunothérapie peut entraîner des événements indésirables d'origine immunitaire, notamment des éruptions cutanées, de la fatigue, de la diarrhée et, moins fréquemment, des affections immunitaires plus graves affectant divers organes.

Thérapie ciblée :

- ***Effets secondaires possibles*** : Les effets secondaires d'un traitement ciblé peuvent inclure des problèmes de peau, de la diarrhée, des anomalies hépatiques, une pression artérielle élevée et un risque de coagulation sanguine.

Comprendre ces effets secondaires potentiels est essentiel, car ils varient en intensité et en occurrence pour chaque individu. Les professionnels de la santé s'efforcent souvent de gérer et d'atténuer ces effets secondaires afin de garantir la meilleure qualité de vie possible pendant et après le traitement.

4.4 Gestion des symptômes et des effets secondaires

Médicaments :
- Divers médicaments peuvent aider à gérer les symptômes et les effets secondaires. Par exemple, les médicaments antinauséeux peuvent soulager les nausées induites par la chimiothérapie, et les analgésiques peuvent aider à réduire l'inconfort après une intervention chirurgicale.

Modifications alimentaires :
- Une alimentation bien équilibrée peut aider à gérer les effets secondaires. Ajuster l'apport alimentaire pour lutter contre les nausées, maintenir l'hydratation et consommer des aliments faciles à digérer peuvent aider à gérer les problèmes digestifs.

Soins de soutien :

- Les thérapies de soutien, telles que la physiothérapie, l'ergothérapie et le conseil, peuvent aider à gérer la fatigue, à maintenir la fonction et à faire face au stress émotionnel.

Gestion de la douleur:

- La douleur peut être une préoccupation majeure. Diverses stratégies de gestion de la douleur, notamment des médicaments, des blocs nerveux ou d'autres interventions, peuvent aider à soulager l'inconfort et à améliorer la qualité de vie.

Surveillance et ajustement des traitements :

- Une surveillance régulière par des professionnels de santé permet d'évaluer l'efficacité du traitement et de gérer les effets secondaires.

Des ajustements aux plans de traitement peuvent être apportés pour réduire les effets secondaires ou améliorer la gestion des symptômes.

Ajustements du style de vie :
- L'intégration d'exercices, de techniques de relaxation et d'un repos adéquat peut aider à gérer la fatigue, à améliorer le bien-être général et à faire face au stress de la maladie et du traitement.

Communication ouverte:
- Un dialogue ouvert avec les prestataires de soins de santé sur les symptômes et les effets secondaires permet des interventions et des ajustements rapides des plans de traitement. Les patients doivent exprimer leurs inquiétudes à leur équipe soignante.

La gestion des symptômes et des effets secondaires fait partie intégrante du traitement du cancer du pancréas. Des approches personnalisées, comprenant une combinaison de médicaments, d'ajustements du mode de vie et de soins de soutien, jouent un rôle important dans l'amélioration de la qualité de vie des personnes suivant un traitement.

CHAPITRE 5.

MODE DE VIE ET SOINS DE SOUTIEN

5.1 Nutrition et régime alimentaire pendant le traitement du cancer du pancréas

Maintenir l'équilibre nutritionnel :

- Une alimentation bien équilibrée est essentielle pour soutenir l'organisme pendant le traitement du cancer du pancréas. Mettez l'accent sur une alimentation riche en fruits, légumes, protéines maigres et grains entiers pour fournir les nutriments essentiels.

Hydratation adéquate :
- Rester bien hydraté est important, surtout en cas de problèmes digestifs. Boire beaucoup de liquides peut aider à gérer les symptômes comme la diarrhée ou les vomissements et à prévenir la déshydratation.

Petits repas fréquents :
- Optez pour des repas plus petits et plus fréquents tout au long de la journée pour faciliter la digestion et minimiser l'inconfort. Cette approche peut également aider à gérer des symptômes tels que les nausées et la satiété précoce.

Supplémentation enzymatique :
- Des suppléments enzymatiques peuvent être recommandés pour faciliter la digestion, en particulier si le pancréas ne produit pas suffisamment d'enzymes

digestives. Ces suppléments peuvent aider à décomposer les aliments et à améliorer l'absorption des nutriments.

Éviter certains aliments :

- Certaines personnes peuvent constater qu'éviter les aliments épicés, gras ou très riches en fibres peut aider à soulager l'inconfort digestif. Il est important d'identifier et d'éviter les aliments spécifiques susceptibles de déclencher des symptômes.

Consulter une diététiste :

- Demander conseil à un diététiste professionnel peut être bénéfique. Ils peuvent offrir des conseils nutritionnels personnalisés, répondre aux besoins alimentaires individuels et proposer des stratégies pour gérer les symptômes et maintenir une nutrition optimale.

Surveillance des changements de poids :
- Il est important de suivre les changements de poids. Si vous perdez du poids ou avez des difficultés à maintenir votre poids, il est essentiel de travailler avec une équipe de soins pour résoudre ces problèmes.

Le maintien d'une bonne nutrition pendant le traitement du cancer du pancréas peut aider à gérer les symptômes, à favoriser la santé globale et à améliorer la capacité du corps à faire face aux effets du traitement.

Consulter des professionnels de la santé, y compris un diététiste, peut fournir des conseils et un soutien personnalisés tout au long du parcours de traitement.

5.2 Recommandations en matière d'exercice pour les patients atteints d'un cancer du pancréas

Consultation avec les prestataires de soins de santé :

- Avant de commencer un programme d'exercice, il est important de consulter des prestataires de soins de santé pour déterminer le niveau d'activité physique approprié en fonction de l'état de santé de chaque patient et du stade du traitement du cancer.

Introduction progressive de l'exercice :

- Commencez par des exercices à faible impact et augmentez progressivement l'intensité selon votre tolérance. Concentrez-vous sur des activités comme la marche, l'aérobic léger ou les exercices d'étirement.

Exercices de musculation et de flexibilité :

- Intégrez des exercices de musculation et des routines de flexibilité pour maintenir la masse musculaire et la mobilité articulaire. Des bandes de résistance ou des poids légers peuvent être utilisés sous surveillance.

Équilibrer repos et activité :

- Il est crucial de trouver un équilibre entre repos et exercice. Il est essentiel d'être à l'écoute de son corps et d'éviter de dépasser ses limites personnelles, notamment en période de fatigue.

Activité physique régulière :

- Efforcez-vous de pratiquer une activité physique régulière et constante, en visant au moins 150 minutes par semaine d'exercice d'intensité modérée, comme recommandé par les prestataires de soins de santé.

Avantages de l'exercice :

- L'exercice peut améliorer les niveaux d'énergie, réduire la fatigue, maintenir la fonction physique et avoir un impact positif sur le bien-être émotionnel, aidant ainsi à gérer les effets secondaires du traitement du cancer.

Supervision et suivi :

- Envisagez de faire de l'exercice sous la supervision d'un professionnel qualifié ou dans le cadre d'un programme structuré spécialement conçu pour les personnes atteintes de cancer. Une surveillance régulière par les prestataires de soins de santé est essentielle pour garantir la sécurité et des progrès appropriés.

Pour des exercices d'entraînement plus détaillés pour les patients atteints de cancer, cliquez ici. Ou consultez ce livre étonnant du même auteur sur Amazon « LE GUIDE D'ENTRAÎNEMENT COMPLET SUR LE CANCER : Exercices gratuits avec équipement simple pour les thérapies et la récupération du traitement du cancer ».

L'exercice joue un rôle important dans l'amélioration de la qualité de vie globale des personnes suivant un traitement contre le cancer du pancréas. Suivre des recommandations d'exercices personnalisées, conçues en consultation avec des prestataires de soins de santé, peut aider à gérer les effets secondaires, à améliorer la fonction physique et à contribuer au bien-être général pendant le traitement.

DIRECTIVES POUR L'EXERCICE POUR LES PATIENTS DU CANCER DU PANCRÉAS :

Consultation avec les prestataires de soins de santé :

- Avant de commencer un programme d'exercices, consultez des prestataires de soins de santé pour garantir la sécurité et l'adéquation en fonction de l'état de santé de l'individu et du plan de traitement.

Commencez lentement et progressez progressivement :

- Commencez par des activités de faible intensité et augmentez lentement la durée et l'intensité en fonction des niveaux de confort et des recommandations en matière de santé.

Visez la régularité :

- Efforcez-vous d'être cohérent dans vos programmes d'exercices, en visant au moins 150 minutes par semaine d'exercices aérobiques d'intensité modérée, sauf avis contraire des prestataires de soins de santé.

Intégrer l'entraînement en force :

- Incluez des exercices de musculation deux à trois fois par semaine, en vous concentrant sur tous les principaux groupes musculaires. Utilisez des poids légers ou des bandes de résistance sous la direction appropriée.

Exercices de flexibilité et d'équilibre:
- Intégrez des exercices de flexibilité et d'équilibre pour maintenir la mobilité articulaire et prévenir les raideurs, en incorporant des activités comme les étirements ou le yoga.

Surveillez et écoutez votre corps :
- Observez comment votre corps réagit à l'activité. En cas de fatigue ou d'inconfort, il est important de se reposer et d'ajuster l'intensité ou la durée de l'exercice.

5.3 Stratégies d'adaptation et soutien aux patients et aux soignants

Éducation et communication :

- Encouragez une communication ouverte et recherchez des informations sur la maladie et les options de traitement. Comprendre la maladie aide à prendre des décisions éclairées et à gérer les attentes.

Réseaux de soutien :

- Rejoignez des groupes de soutien, des forums en ligne ou des services de conseil pour entrer en contact avec d'autres personnes confrontées à des défis similaires. Partager des expériences et des émotions avec ses pairs peut apporter du réconfort et des informations précieuses.

Soins auto-administrés:

- Donnez la priorité aux soins personnels en maintenant un mode de vie équilibré, en participant à des activités qui apportent de la joie et en vous concentrant sur le bien-être mental et émotionnel. Le stress peut être géré en pratiquant des exercices de pleine conscience, de méditation ou de relaxation.

Demandez l'aide d'un professionnel :

- Envisagez de demander le soutien de professionnels de la santé mentale ou de thérapeutes pour gérer l'impact émotionnel de la maladie et du traitement. Des conseils professionnels peuvent aider à faire face à l'anxiété, à la dépression ou au stress.

Participez à une activité physique :
- L'exercice régulier peut aider à gérer le stress et à améliorer le bien-être général des patients et des soignants.

Répit et pauses :
- Les soignants doivent prévoir des pauses et chercher un répit pour éviter l'épuisement professionnel. Prendre du temps pour soi est crucial pour entretenir sa santé et son bien-être.

Adaptation et flexibilité :
- Adoptez l'adaptation et la flexibilité dans vos routines quotidiennes, en vous ajustant si nécessaire pour vous adapter aux circonstances changeantes et aux défis qui surviennent au cours du parcours de traitement.

Exprimez et partagez vos
sentiments:

- Les patients et les soignants doivent se sentir à l'aise pour exprimer leurs sentiments et leurs préoccupations. Créer un espace sûr pour des discussions ouvertes peut alléger le fardeau émotionnel.

Faire face au cancer du pancréas est un parcours difficile, et le soutien aux patients et aux soignants est essentiel.

La mise en œuvre de stratégies d'adaptation et la recherche de soutien peuvent aider de manière significative à gérer les aspects émotionnels et psychologiques de la maladie, à favoriser la résilience et à améliorer la qualité de vie globale des patients et de leur réseau de soutien.

CHAPITRE 6.

PRÉVENTION ET RÉDUCTION DES RISQUES

6.1 Stratégies de prévention du cancer du pancréas et mesures de réduction des risques

Arrêt du tabac :

- Le tabagisme est le facteur de risque modifiable le plus important du cancer du pancréas. Arrêter de fumer réduit le risque de développer la maladie.

Choix alimentaires :

- Adoptez une alimentation riche en fruits, légumes et grains entiers tout en minimisant la consommation de viandes transformées et de viande rouge excessive. Une alimentation équilibrée peut contribuer à réduire les risques.

Maintenir un poids santé :

- L'obésité et le surpoids augmentent le risque de cancer du pancréas. Maintenir un poids santé grâce à une alimentation équilibrée et à une activité physique régulière peut être préventif.

Consommation modérée d'alcool :

- Limitez votre consommation d'alcool, car une consommation excessive d'alcool est associée à un risque plus élevé de cancer du pancréas. Il est conseillé de respecter les directives recommandées.

Prise en charge de la pancréatite chronique :

- En cas de diagnostic de pancréatite chronique, respectez les stratégies de prise en charge recommandées pour réduire le risque de cancer du pancréas.

Gestion du diabète :

- Si vous souffrez de diabète, gérez-le efficacement en modifiant votre mode de vie et, si nécessaire, en prenant des médicaments. Un diabète bien contrôlé peut réduire le risque de cancer du pancréas.

Conseil génétique:

- Les personnes ayant des antécédents familiaux de cancer du pancréas ou des syndromes génétiques connus liés à la maladie devraient envisager un conseil génétique et un dépistage précoce.

Exposition environnementale :

- Minimiser l'exposition à des facteurs professionnels ou environnementaux nocifs qui peuvent augmenter le risque de cancer du pancréas.

La prévention du cancer du pancréas implique de faire des choix de vie sains, d'éviter les facteurs de risque et de gérer les conditions pouvant contribuer au développement de la maladie. La mise en œuvre de ces mesures de réduction des risques peut contribuer à réduire le risque de développer un cancer du pancréas et à contribuer au bien-être général.

CHAPITRE 7.

PRONOSTIC ET TAUX DE SURVIE

7.1 Comprendre le pronostic et les facteurs prédictifs

Aperçu du pronostic :

- Le cancer du pancréas a souvent un mauvais pronostic en raison de sa nature agressive et de son diagnostic tardif. Le pronostic varie en fonction de plusieurs facteurs, notamment le stade, l'emplacement et l'état de santé de l'individu.

Taux de stadification et de survie :

- La stadification détermine l'étendue de la propagation du cancer et guide les décisions de traitement. Les taux de survie diffèrent en fonction du stade du cancer au moment du diagnostic, les stades précoces offrant un meilleur pronostic.

Facteurs prédictifs :

- Plusieurs facteurs peuvent avoir un impact sur le pronostic, notamment la taille, l'emplacement, le grade et la réponse du cancer au traitement. De plus, l'état de santé général du patient et sa réponse au traitement sont des facteurs cruciaux.

Métastases et propagation :

- La présence de métastases ou la propagation du cancer à des organes distants affecte considérablement le pronostic, indiquant souvent un stade plus avancé et plus difficile.

Réponse au traitement et état de santé général :

- La réponse au traitement et l'état de santé général du patient jouent un rôle essentiel dans la détermination du pronostic. La façon dont le cancer répond au traitement et la capacité du patient à tolérer le traitement ont un impact significatif sur les résultats.

Facteurs génétiques et moléculaires:

- Les progrès dans la compréhension des caractéristiques génétiques et moléculaires du cancer peuvent offrir des informations sur le pronostic et la réponse potentielle à des traitements spécifiques.

Comprendre le pronostic et les facteurs prédictifs du cancer du pancréas est crucial pour que les patients et les prestataires de soins de santé puissent prendre des décisions éclairées concernant les approches thérapeutiques et les résultats attendus. Le pronostic est influencé par divers éléments, soulignant la nécessité de soins individualisés et d'une surveillance continue pour améliorer les résultats pour les patients.

7.2 Taux de survie et facteurs qui les influencent

Taux de survie globaux :
- Le cancer du pancréas a des taux de survie relativement faibles par rapport à de nombreux autres

cancers. Le taux de survie à cinq ans est généralement faible, principalement en raison de diagnostics tardifs et du comportement agressif de la tumeur.

Mise en scène et survie :

- Le stade du cancer au moment du diagnostic a un impact significatif sur les taux de survie. Les stades précoces ont souvent des taux de survie plus élevés que les stades plus avancés où le cancer s'est propagé.

Résécabilité chirurgicale :

- Les patients qui subissent une ablation chirurgicale réussie de la tumeur ont de meilleurs taux de survie que ceux pour lesquels la chirurgie n'est pas réalisable en raison de l'emplacement, de la taille ou de la propagation de la tumeur.

Réponse au traitement :
- La façon dont le cancer répond au traitement, notamment à la chirurgie, à la chimiothérapie ou à la radiothérapie, peut influencer les taux de survie. Une réponse positive peut prolonger la survie.

État de santé général du patient :
- L'état de santé général du patient et sa capacité à tolérer le traitement affectent les taux de survie. Une bonne santé générale peut souvent contribuer à de meilleurs résultats.

Métastases et propagation :
- La présence de métastases ou la propagation du cancer à des organes distants réduit

considérablement les taux de survie.

Facteurs génétiques et moléculaires:

- Les progrès dans la compréhension des caractéristiques génétiques et moléculaires du type de cancer aident à identifier les facteurs spécifiques susceptibles d'influencer les taux de survie et à orienter les traitements sur mesure.

Les taux de survie dans le cancer du pancréas sont influencés par divers facteurs, principalement le stade au moment du diagnostic, la réponse au traitement et l'état de santé général de l'individu. Comprendre ces facteurs est essentiel pour que les patients et les prestataires de soins puissent prendre des décisions éclairées et améliorer les résultats.

CHAPITRE 8.

VIVRE AVEC LE CANCER DU PANCRÉAS

8.1 Préoccupations liées à la qualité de vie dans le cancer du pancréas

Gestion de la douleur:

- La douleur est une préoccupation importante dans le cancer du pancréas. Des techniques efficaces de gestion de la douleur sont essentielles pour améliorer la qualité de vie.

Soutien nutritionnel :

- Les problèmes digestifs peuvent avoir un impact sur les habitudes alimentaires. Un soutien et des conseils nutritionnels peuvent aider à gérer les symptômes et à maintenir une nutrition adéquate.

Soutien émotionnel et santé mentale:

- Faire face au diagnostic et au traitement du cancer du pancréas peut être un défi émotionnel. Les groupes de conseil et de soutien peuvent aider à faire face au stress, à l'anxiété et à la dépression.

Gestion de la fatigue :

- La fatigue est courante chez les patients atteints de cancer. La gestion des niveaux d'énergie et l'intégration de périodes de repos et d'activité sont importantes pour la qualité de vie.

Fonction physique et exercice :
- Le maintien de la fonction physique grâce à des programmes d'exercices sur mesure peut contribuer à améliorer la force, la mobilité et le bien-être général.

Soutien familial et social :
- Le soutien de la famille et des amis est crucial. Les liens sociaux et un réseau de soutien solide peuvent avoir un impact positif sur la qualité de vie pendant le traitement.

Gestion des symptômes et soins palliatifs :
- Les soins palliatifs se concentrent sur la gestion des symptômes et l'amélioration de la qualité de vie globale, en garantissant confort et soutien aux patients et aux soignants.

Préoccupations financières et pratiques:

- Le traitement du cancer du pancréas peut entraîner un stress financier. L'accès aux ressources, aux conseils financiers et au soutien pratique peut atténuer ces inquiétudes.

Comprendre et répondre à ces problèmes de qualité de vie peut améliorer considérablement le bien-être des personnes suivant un traitement contre le cancer du pancréas. Un soutien personnalisé et des stratégies de prise en charge appropriées sont essentiels pour améliorer la qualité de vie globale pendant le parcours contre le cancer.

8.2 Services et ressources d'assistance

Groupes de soutien:

- Rejoignez des groupes de soutien locaux ou en ligne spécifiquement consacrés au cancer du pancréas pour vous connecter avec d'autres personnes confrontées à des défis similaires et partager des expériences.

Services de conseil et de santé mentale :

- Accédez à des services de conseil et de santé mentale pour lutter contre le stress émotionnel, l'anxiété et la dépression liés au diagnostic et au traitement du cancer.

Services de soins palliatifs :

- Recherchez des services de soins palliatifs pour gérer les symptômes, améliorer la qualité de vie et fournir un soutien aux patients et aux soignants.

Centres de cancérologie et hôpitaux :

- De nombreux centres de cancérologie et hôpitaux offrent des services et des ressources spécialisés répondant aux besoins des patients atteints d'un cancer du pancréas et de leurs familles.

Aide financière et conseils :

- Explorez les programmes d'aide financière disponibles ou les conseils pour gérer le fardeau financier souvent associé au traitement du cancer.

Matériel pédagogique et ressources en ligne :

- Accédez à des ressources en ligne réputées et à du matériel pédagogique proposé par des organisations de lutte contre le cancer et des sites Web fiables axés sur le cancer du pancréas.

Services de conseil génétique :

- Pour les personnes ayant des antécédents familiaux de cancer du pancréas, les services de conseil génétique peuvent fournir des informations et des conseils sur l'évaluation des risques et le dépistage précoce.

Services de soins à domicile et de soins palliatifs :

- Utiliser les soins à domicile ou les services de soins palliatifs pour apporter un soutien et des soins supplémentaires aux patients dans le confort de leur foyer, en particulier aux stades avancés de la maladie.

L'accès à ces services et ressources de soutien peut fournir une aide et des conseils précieux aux patients et aux soignants confrontés aux défis du cancer du pancréas. Rechercher le soutien de ces services peut avoir un impact positif sur la qualité de vie et aider à faire face aux complexités de la maladie.

CONCLUSION

Le cancer du pancréas est une maladie difficile avec un pronostic relativement sombre, souvent diagnostiquée à des stades ultérieurs. Comprendre les facteurs de risque, les symptômes et les modalités de traitement disponibles est crucial.

Les stratégies de prévention, comme éviter le tabac, maintenir un mode de vie sain et gérer les problèmes de santé associés, jouent un rôle important dans la réduction du risque de cette maladie.

Pour les personnes diagnostiquées, il est important de se concentrer sur la gestion des symptômes, de rechercher les services de soutien appropriés et d'assurer la meilleure qualité de vie possible.

L'accès à des groupes de soutien, à des services de conseil et à des services de soins palliatifs peut grandement aider à faire face aux défis émotionnels et physiques.

Les progrès des traitements et les recherches en cours laissent espérer de meilleurs résultats. Il est essentiel de rester informé, de demander conseil aux professionnels de la santé et de rester en contact avec les réseaux de soutien tout au long du parcours.

Le cancer du pancréas reste une maladie complexe et difficile, mais avec le soutien, les informations et les soins adaptés appropriés, il est possible de parcourir le chemin avec une qualité de vie améliorée et une prise de décision éclairée.

GLOSSAIRE DES TERMES CLÉS

Cancer du pancréas : tumeur maligne qui se développe dans le pancréas, un organe responsable de la production d'enzymes digestives et d'hormones comme l'insuline.

Tumeur : Masse anormale de tissu pouvant être bénigne ou cancéreuse, caractérisée par une croissance incontrôlée.

Métastase : propagation des cellules cancéreuses de leur emplacement d'origine vers d'autres parties du corps.

Chimiothérapie : Traitement utilisant des médicaments pour tuer ou ralentir la croissance des cellules cancéreuses.

Radiothérapie : traitement utilisant des rayons ou des particules à haute énergie pour détruire les cellules cancéreuses.

Immunothérapie : traitement utilisant des médicaments pour stimuler le système immunitaire du corps à attaquer les cellules cancéreuses.

Chirurgie : procédure médicale visant à retirer une tumeur ou des tissus affectés.

Pronostic : évolution et issue probables de la maladie en fonction de divers facteurs, prédisant les taux de survie et la réponse au traitement.

Stadification : Déterminer l'étendue et la propagation du cancer dans le corps pour guider les décisions de traitement.

Diagnostic : identification d'une maladie ou d'un état sur la base de signes, de symptômes et de tests médicaux.

Biopsie : prélèvement et examen d'une petite quantité de tissu à des fins de diagnostic ou d'analyse.

Supplémentation enzymatique : utilisation d'enzymes pour faciliter le processus de digestion, souvent utilisée dans les cas où le pancréas ne produit pas suffisamment d'enzymes.

Soins palliatifs : soins médicaux spécialisés visant à soulager les symptômes et le stress d'une maladie grave.

Métabolisme : processus chimiques au sein du corps qui convertissent les aliments en énergie et en autres substances essentielles.

Résécabilité : possibilité qu'une tumeur soit retirée chirurgicalement.

Qualité de vie : Bien-être général englobant les aspects physiques, émotionnels et sociaux de la vie.

Gestion de la douleur : stratégies et traitements pour soulager la douleur associée à la maladie et au traitement.

Groupes de soutien : groupes d'individus qui partagent des expériences similaires et se fournissent mutuellement un soutien émotionnel et des conseils.

Conseil génétique : conseils professionnels aidant les individus à comprendre les facteurs génétiques et le risque de développer certaines conditions.

Taux de survie : statistiques décrivant la probabilité de survivre à une maladie ou à une condition spécifique pendant une durée spécifique.

Ce glossaire comprend les termes clés utilisés tout au long du guide, permettant de comprendre les concepts critiques liés au cancer du pancréas et à sa prise en charge.

Journal

Mon Parcours de Survie

Date: ————————

_____

_____

_____

_____

_____

_____

_____

_____

_____

_____

Votre histoire est une histoire de courage, d'espoir et de persévérance

Mon Parcours de Survie

Date: —————————

————————————————————

————————————————————

————————————————————

————————————————————

————————————————————

————————————————————

————————————————————

————————————————————

————————————————————

————————————————————

Continuez à écrire les chapitres de votre triomphe.

Mon Parcours de Survie

_____

_____

_____

_____

_____

_____

_____

_____

_____

Continuez à écrire le triomphe de votre voyage

Mon parcours de survie

Date: ———————————

_____

_____

_____

_____

_____

_____

_____

_____

_____

_____

Votre voyage est une inspiration pour nous tous.

Mon parcours de survie

Date: —————————

———————————————————

———————————————————

———————————————————

———————————————————

———————————————————

———————————————————

———————————————————

———————————————————

———————————————————

———————————————————

Continuez à vous battre et vous vaincrez ce voyage

Mon parcours de survie

Date: —————

_____

_____

_____

_____

_____

_____

_____

_____

_____

_____

Votre force est plus grande que n'importe quel défi

Mon parcours de survie

Date: ⸺

_____

_____

_____

_____

_____

_____

_____

_____

_____

Embrassez le voyage avec courage et espoir

Mon parcours de survie

Date: ———————

_____

_____

_____

_____

_____

_____

_____

_____

_____

_____

La vie est un cadeau précieux et vous en êtes le champion

Mon parcours de survie

Date: ⸺⸺⸺⸺

⸺⸺⸺⸺⸺⸺⸺⸺⸺⸺⸺⸺⸺⸺⸺⸺

⸺⸺⸺⸺⸺⸺⸺⸺⸺⸺⸺⸺⸺⸺⸺⸺

⸺⸺⸺⸺⸺⸺⸺⸺⸺⸺⸺⸺⸺⸺⸺⸺

⸺⸺⸺⸺⸺⸺⸺⸺⸺⸺⸺⸺⸺⸺⸺⸺

⸺⸺⸺⸺⸺⸺⸺⸺⸺⸺⸺⸺⸺⸺⸺⸺

⸺⸺⸺⸺⸺⸺⸺⸺⸺⸺⸺⸺⸺⸺⸺⸺

⸺⸺⸺⸺⸺⸺⸺⸺⸺⸺⸺⸺⸺⸺⸺⸺

⸺⸺⸺⸺⸺⸺⸺⸺⸺⸺⸺⸺⸺⸺⸺⸺

⸺⸺⸺⸺⸺⸺⸺⸺⸺⸺⸺⸺⸺⸺⸺⸺

Inspirez l'espoir expirez le doute

Mon parcours de survie

Date: —————————

—————————————————————————

—————————————————————————

—————————————————————————

—————————————————————————

—————————————————————————

—————————————————————————

—————————————————————————

—————————————————————————

—————————————————————————

—————————————————————————

Chaque jour est un pas vers la guérison

Mon parcours de survie

Date: —————————

_____

_____

_____

_____

_____

_____

_____

_____

_____

_____

Le cancer est peut-être dur, mais vous l'êtes plus encore

Mon parcours de survie

Date: ———————

———————————————————————

———————————————————————

———————————————————————

———————————————————————

———————————————————————

———————————————————————

———————————————————————

———————————————————————

———————————————————————

———————————————————————

Continuez à écrire le triomphe de votre voyage

Mon parcours de survie

Date: ————————

_____

_____

_____

_____

_____

_____

_____

_____

_____

_____

Continuez à écrire le triomphe de votre voyage

Printed in France by Amazon
Brétigny-sur-Orge, FR

17404137R00057